ÜBER
DEN EINFLUSS DES RÜCKENMARKS
AUF DIE HARNSECRETION.

VON

BARNEY SACHS

AUS NEWYORK.

STRASBURG.

KARL J. TRÜBNER.

1882.

Buchdruckerei von G. Otto in Darmstadt.

INHALT.

EINLEITUNG.

Seit der berühmten Entdeckung Claude Bernard's, dass nach Verletzung einzelner Partien der Rautengrube die Zusammensetzung des Harnes sich verändere, (dass je nach der Höhe der verletzten Stelle Zucker oder Eiweiss nachzuweisen sei) hat man sich vielfach mit dem Einfluss des Nervensystems überhaupt auf die Secretion der Nieren beschäftigt. Zahlreiche Experimente wurden darüber angestellt. Man gab sich nicht mit dem Einflusse der Med. obl. allein zufrieden, sondern hat zu verschiedenen Zeiten beinahe jedem Theile des centralen und sogar peripheren Nervensystems irgend eine besondere Controlle über die Nierenthätigkeit zugeschrieben. Es braucht nur daran erinnert zu werden, dass von Schiff, Eckhard u. a. nicht nur die Medulla oblongata, sondern auch das Rückenmark im Hals- und Brusttheile, resp. Hinterstränge und Seitenstränge, die Vagi, Splanchnici etc. als ganz spezifische nervöse Bahnen betrachtet wurden, die mit der Ausscheidung und Zusammensetzung des Urins im engsten Zusammenhange stehen sollten.

Im Sommer 1880 schlug Herr Prof. Goltz mir vor, die allgemein angenommenen Ansichten über die Beziehungen des Rückenmarkes zum künstlichen Diabetes, einer nochmaligen experimentellen Prüfung zu unterwerfen, die angegebenen Resultate zu bestätigen, eventuell zu berichtigen.

Es stellte sich nun bald heraus, dass die Ergebnisse unserer Versuche in direktem Widerspruche zu den herkömmlichen Ansichten über das Verhältniss des Rückenmarks zum künstlichen Diabetes stehen, und fühlte ich mich deswegen ermuthigt, die Experimente weiter fortzusetzen. Während ich mich mit dieser Frage anfangs ausschliesslich beschäftigte, wurde ich häufig aufmerksam gemacht auf die Rolle, die das Rückenmark spielen sollte nicht nur rücksichtlich des Auftretens von Zucker, sondern auch der allgemeinen Secretionsthätigkeit der Nieren. Es schien mir bald wünschenswerth, auch dieses Thema in das Bereich meiner Arbeit zu ziehen. So entstand eine zweifache Untersuchung, und wenn ich auch mit den Experimenten über den künstlichen Diabetes begann, so will ich hier doch der grösseren Wichtigkeit halber die Frage über den Zusammenhang des Rückenmarkes mit der allgemeinen Harnsecretion zuerst abhandeln und diesem Theile die Experimente über den künstlichen Diabetes folgen lassen.

Es sei mir hier gleich die Bemerkung erlaubt, dass ich die Richtigkeit der Beobachtung solcher Autoren wie Schiff und Eckhard kaum anzuzweifeln wage, ich aber dennoch behaupten möchte, dass, wenn die Ansichten dieser Forscher auch noch so fest begründet seien, sie nicht in allen Fällen bestätigt werden können, dass vielmehr die hier zu schildernden Untersuchungen uns manchmal nöthigten, andere Anschauungen über die vorliegende Frage zu hegen.

Ferner möchte ich noch hinzufügen, dass ich weder die eine noch die andere Frage ausführlich habe bearbeiten können. Ueber die Frage des künstlichen Diabetes ins Besondere will ich kein festes Urtheil ausgesprochen haben. Es war auch dies weniger der Zweck meiner Arbeit als die Functionen des Rückenmarkes näher zu präcisiren und ins Klare zu bringen. Von diesem Gesichtspunkte aus betrachtet reiht sich die folgende Arbeit leicht anderen Untersuchungen an, die im hiesigen Physiologischen Laboratorium angestellt wurden.

I. THEIL.

EINFLUSS DES RÜCKENMARKES AUF DIE NIEREN-ABSONDERUNG ÜBERHAUPT.[1]

Geschichtliches.

Die ersten Anregungen auf diesem Gebiete wurden zweifellos durch die Arbeiten Claude Bernard's[2] gegeben, der sich die Wirkung einer Rückenmarksverletzung auf dem Wege des Blutdruckes erklärte. Viele Jahre darauf als man allmählich an den Bernard'schen Resultaten zu rütteln begann, veröffentlichte Eckhard[3] seine sorgfältig ausgedachte Versuchsreihe über die Stellung des Nervensystems zur Secretion der Nieren. Dieser Forscher hält bekanntlich diesen Einfluss für einen echt nervösen und sucht überall besondere Absonderungsnerven oder wenigstens spezifische Bahnen, welche die nervösen Erregungen von der Medulla oblongata und Kleinhirn aus bis an die Nieren führen sollten. Dabei beruft sich Eckhard auf die Beobachtungen von Bernard und auf seine eigenen, dass 1) die Menge und Zusammensetzung des Urins durch den Stich im vierten Ventrikel verändert werden, dass 2) durch Reizung der oberen sympathischen

---

[1] Dieser Theil der vorliegenden Arbeit wurde seinem Hauptinhalte nach vor einigen Monaten veröffentlicht (vergl. Pflügers Archiv. Bd. XXV. p. 299).

[2] Claude Bernard: Propriétés Physiologiques de Liquides de l'Organisme 1859 p. 168.

[3] Eckhard, Beitr. zur Anat. u. Phys. über Hydrurie Bd. IV–VI.

Brustganglien die Nierenthätigkeit gesteigert wird, dass 3) eine complete Stockung derselben eintritt nach Durchschneidung der unteren Partien des Halsmarkes und dass 4) die Nn. splanchnici bei dem ganzen Vorgange eine wichtige Rolle zu spielen scheinen. Warum Eckhard, da der Zuckerstich noch wirksam war, trotz der durchschnittenen Nn. splanchnici diese für hemmende Secretionsnerven erklärte, wie er nach anderen ähnlichen Bahnen im Körper herumforschte, aber nichts finden konnte: Auf alles dies brauche ich hier nicht einzugehen.

Man wird aber sofort erkennen müssen, dass in dieser Kette von Nervenbahnen das Rückenmark das wichtigste Glied ist. Unter diesen Experimenten Eckhard's findet sich die Stelle, die mir besonderen Anlass zu der jetzigen Untersuchung gab. Sie lautet wie folgt:[1] „Der Durchschneidung des Rückenmarkes in der Gegend zwischen dem sechsten und siebenten Halswirbel folgt sofort dauernder Stillstand der Nierenabsonderung" . . . . Durchschneidungen höher oben haben stets denselben Erfolg." „In verschiedenen Fällen soll die Stockung bis zu drei Stunden gedauert haben." „Ich halte diese Zeit, fährt Eckhard fort, für hinlänglich gross, um schliessen zu dürfen, dass unter Voraussetzung der Abwesenheit neu hinzutretender Umstände die Secretion überhaupt nicht wieder eintritt." Unter neu hinzutretenden Umständen hat man wohl die mechanische und elektrische Reizung zu verstehen, die allein im Stande sein soll, die gestockte Secretion wieder anzufachen. Aus dieser und anderen Stellen geht mit aller Deutlichkeit hervor, dass Eckhard das Hals- und Brustmark als unumgänglich nothwendig zur Nierensecretion erachtete. Wie sehr die hier angestellten Versuche dieser Anschauung widersprechen, wird hoffentlich aus dem folgenden klar hervorgehen.

Diese Ansichten Eckhard's wurden auch bald bekämpft. Ustimowitsch[2] stellte ähnliche Versuche an, wenn auch von

[1] Eckhard op. cit. V p. 153.

[2] Ustimowitsch, Ber. der Sächs. Ges. der Wiss. Math Phys. Classe 1870 p. 430.

einem andern Gesichtspunkte aus als Eckhard und kam dabei zur Ueberzeugung, dass es grösstentheils nach Durchschneidung des Rückenmarkes auf den Blutdruck ankäme, ob noch Urin secernirt wird oder nicht. — Doch auch Ustimowitsch und vor ihm schon Goll[1] waren genöthigt anzunehmen, dass es mit dem Blutdruck nicht so ganz einfach sei. Goll fand nämlich, dass häufig, anstatt dass mit auf- und absteigendem Drucke die Harnsecretion sich vermehre oder vermindere, gerade das Gegentheil passire. Dieselbe Erfahrung machte Ustimowitsch, der dann auf Grund seiner Experimente die Harnproduction weniger von dem allgemeinen Blutdrucke als vielmehr von der Anwesenheit „harnfähiger Substanzen“ (Kochsalz, Harnstoff etc.) abhängig machte. Die Wirksamkeit dieser „harnfähigen Substanzen“ erklärte sich Ustimowitsch[2] so, dass durch einen grösseren Gehalt des Blutes an denselben der aus den glomerulis abgesonderte Harn auf seinem Wege durch die Harncanälchen noch weitere Veränderungen erleidet, oder so, dass die Durchgängigkeit der Häute, welche die glomeruli umgeben, sich ändert, je nachdem in der Blutflüssigkeit mehr oder weniger Harnbestandtheile enthalten sind.

Dies nur beiläufig. Späterhin wurden ähnliche Versuche im Heidenhain'schen Laboratorium von Grützner[3] u. A. angestellt, die, wenn sie auch im Ganzen nur die obigen Anschauungen bestätigten, doch auf einzelne Punkte besonders aufmerksam machten. So scheint es mir ein spezielles Verdienst von Grützner zu sein, dass er darauf hinwies,[4] dass die in der Carotis messbare Blutdruckssteigerung nicht nothwendig mit einer solchen in den Renalgefässen Hand in Hand gehe. Derselbe hat es auch wahrscheinlich gemacht, dass die Reizung oder Durchschneidung des verlängerten Markes z. B. die einen erhöhten Blutdruck hervorrufe durch krampfhafte Verengung der allgemeinen Körpergefässe, in

---

[1] Goll, Zeitschrift für ration. Med. N. F. IV. p. 78.
[2] Ustimowitsch, loc. cit. p. 449.
[3] Grützner: Archiv für ges. Phys. XI.
[4] idem p. 378.

den Nieren durch ähnliche Verengung der betreffenden Gefässe nur einen mässigen Localdruck bedingen könne. Grützner will sogar direkte Erblassung der Niere nach Medulla-Reizung beobachtet haben.

In allerletzter Zeit haben sich auch Heidenhain,[1] Foster[2] u. A. dahin ausgesprochen, dass die Harnsecretion lediglich mit dem Auf- und Absteigen des Blutdruckes sich quantitativ verändere. In wie weit dieser allgemeine Satz nach unseren Versuchen modificirt werden soll, wird später ersichtlich werden. In allen Versuchen, die seit Veröffentlichung der Eckhard'schen Arbeiten angestellt wurden, hat man das Halsmark an irgend einer Stelle durchschnitten, um so den Blutdruck herabzusetzen. Man hat dadurch die Möglichkeit einer anderen Erklärung für die Eckhard'schen Experimente gewonnen, ohne dadurch die Eckhard'schen Schlüsse völlig auszuschliessen. Ich erachtete es daher für zweckmässig, soweit als möglich die Durchschneidungen des Rückenmarkes ebenso systematisch wie Eckhard sie machte, vorzunehmen. Dass ich bei ähnlichen Experimenten zu anderen Resultaten gelangte wie er, dürfte wol der Mühe werth sein mitzutheilen. Doch zuerst von den Untersuchungsmethoden, so weit diese von den früher angewandten abweichen.

Methodik.

Zu den Versuchen, die in diesem ersten Abschnitte besprochen werden sollen, wurden nur Hunde meist mittlerer Grösse verwandt. Kaninchen sind wegen ihrer geringen Widerstandsfähigkeit nur selten mit Erfolg operirt worden. Die Versuche wurden sämmtlich in der Chloroform-Narkose angestellt. Nachdem der Hautschnitt geführt war, drang ich sofort mit einem tiefen Schnitte bis auf den processus spinosus des Wirbels, unter dem ich die Durchschneidung machen wollte, und trennte dann die darüber liegenden Weichtheile. Die Erfahrung lehrte, dass es nicht nothwendig sei, so lang-

---

[1] Heidenhain in Hermann's Handbuch der Phys. V. 1. p. 338.

[2] Foster, Text Book of Phys. 3. Edition 1879, p. 373.

sam vorzugehen wie Ustimowitsch z. B. angiebt, der jede kleine Arterie sorgfältig unterband. Hält man sich ganz streng an die Mittellinie und hat man es mit einem mässig kräftigen Thiere zu thun, so wird dieser geringe Blutverlust keinen schädlichen Einfluss auf den weiteren Verlauf des Experimentes ausüben. Den processus spinosus trug ich gewöhnlich mit einer scharfen Zange ab, um auf der so gewonnenen glatten Oberfläche des Wirbelkörpers leicht trepaniren zu können. Von diesem Trepanloche aus, das eventuell erweitert werden konnte, war ich im Stande, das Rückenmark bequem zu trennen. Zu der Durchschneidung selbst bediente ich mich anfangs eines doppelt schneidigen etwas gebogenen Messers, um sicher zu sein, dass, wenn man in die Mitte einstach, man auch die äusserlichst gelegenen Theile des Markes durchschneiden würde. Später erwies es sich aber zweckmässiger, statt des gebogenen Messers einen stumpfen Haken unter das Rückenmark einzuführen und dann dasselbe auf dem Haken mit einem möglichst scharfen Schnitte zu durchschneiden. Nach einiger Uebung kann man sicher sein, dass nicht eine einzige Faser undurchtrennt bleibt. Es wurde jedoch jede Durchschneidung durch die Section der Leiche bestätigt.

Wenn künstliche Athmung erforderlich war, so wurde die Tracheotomie etc. nach der Bloslegung und kurz vor der Durchschneidung des Rückenmarkes gemacht. Es stand mir ein vorzüglicher Respirationsapparat[1] zur Verfügung, der durch einen Wasser-Motor ganz regelmässig (circa 20 Respirationen per Minute) betrieben wurde.

Nun aber tritt die wichtigste Frage an uns heran, wie nachzuweisen, dass trotz der Rückenmarksoperation Harn secernirt wurde? Frühere Experimentatoren bedienten sich vielfach der Methode, die genau von Max Hermann[2] beschrieben

---

[1] Für die vielfachen Verbesserungen, die an dem Apparate angebracht wurden, bin ich Herrn Dr. Ewald Assistent am hiesigen Institut, zu besonderem Danke verpflichtet.

[2] Max Hermann, Sitzungsberichte der Wiener Akademie. Bd. XLV. II. 1862.

wurde, die Ureteren zu trennen und in das Nierenende derselben kleine Canüle einzuführen, diese Canüle in die Bauchwunde einzunähen und so den Harn tropfenweise nach aussen fliessen zu lassen. Dem Verfahren ist aber der wichtige Einwand zu machen, dass durch diese vielen Eingriffe das Experiment sehr complicirt wird. Man führt Faktoren ein, deren Einflüsse man nicht genau berechnen kann.[1] Speziell, wenn man mit nervösen Einflüssen und nervösen Bahnen zu rechnen hat, so muss man auch nicht ausser Acht lassen, dass durch diese einfache Einführung von Canülen manche nervöse Erregungen direkt auf die Nieren weiter fortgepflanzt werden können. Dass man es hier nicht nur mit Hypothesen zu thun hat, scheint daraus hervorzugehen, dass viel weniger Harn in den günstigsten jener Fälle secernirt wurde, in denen Canülen in die Ureteren gebunden wurden, als in solchen, in denen die Harnleiter in keiner Weise beleidigt waren. Zum Vergleiche mit anderen Versuchen sahen wir uns doch gelegentlich gezwungen, diese Hermann'sche Methode anzuwenden.

In dem Bestreben, die Untersuchungsmethode weniger eingreifend zu machen, schien es angemessen, sich mit der einfachen Auspressung der Blase zu begnügen, um so einige Stunden nach der Durchschneidung die Quantität des hinzugeflossenen Harnes genau zu messen. Der Eingriff ist kein bedeutender. Es wird zu diesem Zwecke ein kleiner Schnitt rechts von der Mittellinie oberhalb der Symphyse geführt, nur gross genug, um zwei Finger hindurch zu lassen. Durch sorgfältiges stumpfes Auseinanderpräpariren der Bauchmuskulatur kann man ohne Blutung in die Bauchhöhle gelangen und die Blase ausdrücken. Die Methode mag ungenau erscheinen, doch haben sich alle im hiesigen Laboratorium überzeugen können, dass man sich um kaum einen ccm. zu irren braucht. In Fällen, wo wir die Blase ausgepresst hatten,

---

[1] Eckhard selbst (op. cit. IV. p. 162) spricht auch sein Bedenken gegen diese Methode aus und hält die durch die eingeführten Canüle erzeugte Entzündung der Ureteren für ein störendes Moment.

das Thier aber sehr bald starb, konnten wir uns von der absoluten Leere der Blase nur zu oft überzeugen.

Ich werde es auch deswegen nicht scheuen, das eine oder das andere Experiment anzuführen, bei dem diese Methode in Anwendung gebracht war.

Es war ferner ein nahe liegender Gedanke, die Harnsecretion auf ganz anderem Wege nachzuweisen, ohne dass irgend welcher mechanischer Eingriff die Blase oder Ureteren träfe. Wir dachten daran, einen chemischen Nachweis zu führen, durch Einspritzung nämlich von leicht resorbirbaren chemischen Substanzen, die auch im Urin wieder deutlich zum Vorschein kommen. Als solche empfehlen sich vor allem Jod-Kalium, das gelbe Blutlaugensalz, Jod-Natrium, Carminsaures Ammoniak u. s. w. Wenn ich nach der Durchschneidung des Rückenmarkes einem Thiere subcutan oder direkt in die Vene Jod-Kalium einspritze, und ich nach einigen Stunden dieses Salz im Urin nachweisen kann, so wird wol Niemand zweifeln können, dass in der genannten Zeit die Nieren thätig waren. Die Menge des ausgeschiedenen Urins lässt sich allerdings auf diesem Wege nicht bestimmen; das ist aber auch bei der Hauptfrage, ob eine Stockung der Harnfluth eintritt oder nicht, ganz gleichgültig.

Doch stiess ich hier auf einen ganz unerwarteten Widerstand. Es stellte sich heraus, dass nach einer Rückenmarksdurchschneidung gerade das Resorptionsvermögen am frühesten entweder ganz erlischt oder bedeutend beeinträchtigt wird. Es mussten deswegen viele Thiere geopfert werden, bis einige gefunden wurden, die die nötige Kraft hatten, trotz aller operativen Eingriffe, die meisten Lebensvorgänge ungestört fortzusetzen. Ich nahm nur dann von dieser Untersuchungsweise ganz und gar Abstand, als Prof. Goltz mir die Erlaubniss gab, an verschiedenen Instituts-Hunden, denen das Rückenmark schon vor längerer Zeit durchschnitten war, zu experimentiren und ich mich überzeugen konnte, dass, nachdem ich Jod-Kalium entweder subcutan oder mit der Nahrung eingeführt hatte, es oft vier bis fünf Stunden dauerte, ehe das Salz im Urin ordentlich nachzuweisen war. Das gelbe Blutlaugensalz hatte sich auch nicht besser bewährt.

Ich musste mich also mit den wenigen Versuchen, die mir auf diese vorwurfsfreie Weise geglückt waren, begnügen. Diese wenigen gehören jedoch, wie es mir scheint, zu den beweiskräftigsten Versuchen, die ich hier anzuführen habe. Wegen des grösseren Aufwandes von Zeit und Material, den diese Methode verlangen würde, sah ich mich also genöthigt, viele andere Versuche nach der üblichen Weise mit Einführung von Canülen etc. anzustellen. Nun werde ich von den zahlreichen Experimenten, die ich im Laufe eines Jahres ausführte, einige typische folgen lassen, bei deren Schilderung die Untersuchungsmethoden und Resultate genauer auseinander gesetzt werden sollen.

Versuche.

Es dürfte beinahe überflüssig erscheinen, beweisen zu wollen, dass der dorsale Theil des Rückenmarkes kein spezifisches Centrum noch spezifische Bahnen für die Nierensecretion enthält. Doch ist wenigstens der obere Theil des Brustmarkes dessen beschuldigt worden. Um diese Ansicht zu widerlegen brauchte ich nur einiger Experimente zu gedenken, die ich behufs Untersuchung anderer Fragen anstellte. Es befanden sich stets in den letzten Jahren mehrere Hunde im hiesigen Laboratorium, die Durchschneidungen des Rückenmarkes in der Höhe der oberen Brustwirbel erlitten hatten, ohne dass dieselben jemals irgend welche Beeinträchtigung der Nierenthätigkeit zeigten. Im verflossenen Jahre gelang es Herrn Osawa und mir, Hunde längere Zeit am Leben zu erhalten, bei denen das dorsale Rückenmark in der Höhe des ersten und zweiten Brustwirbels vollkommen getrennt war. Das eine Thier, das noch in Versuch IX zu erwähnen ist, wurde durch grosse Sorgfalt, trotz seines am ersten Brustwirbel durchschnittenen Rückenmarkes über vier Monate am Leben erhalten. Von einer Einbusse seitens der Niere war keine Rede, nur musste natürlich dafür gesorgt werden, dass die paretische Blase von Zeit zu Zeit entleert wurde. Dass Hunde nicht etwa in dieser Hinsicht eine Ausnahme machen, dürfte durch den folgenden Versuch, den ich in meinem Tagebuche verzeichnet finde, bewiesen sein.

Versuch I.

Einem Kaninchen wurde das Rückenmark zwischen dem zweiten und dritten Brustwirbel complet durchschnitten. Das Thier erholte sich rasch nach der Operation. Kurz nach Beendigung derselben wurde Urin aus der Blase gepresst. Die Untersuchung auf Eiweiss ergab nichts. Das Thier lebte circa 24 Stunden. Nach dem Tode wurde die gefüllte Blase entleert und in diesem Urin fand sich reichlich Eiweiss. Es kann demnach keine Frage sein, dass der eiweisshaltige Urin nach der Durchschneidung secernirt wurde. —

Aehnliche Versuche, deren ich noch viele aufzuweisen hätte, genauer zu beschreiben, würde sich kaum lohnen. Gehen wir deswegen sofort zu den Durchschneidungen des Halsmarkes und ihren Folgen über. — Nach meinen Erfahrungen lässt sich mit Bezug auf die vorliegende Frage keine scharfe physiologische Grenze ziehen zwischen Hals- und Brustmark. Die Thiere, denen das Rückenmark am unteren Ende des Halstheiles durchtrennt wird, verhalten sich im Ganzen genau so, wie die, welche einen ähnlichen Eingriff am oberen Theile des Brustmarkes bestehen; nur dass in ersteren Fällen andere wichtige Functionen gestört werden. Vor allen Dingen kommt Lähmung der Athmungsmuskeln hier in Betracht. Ist künstliche Respiration nicht unbedingt nothwendig, so gehen die Thiere dennoch nach einigen Stunden an Athmungsbeschwerden zu Grunde.

Versuch II.

Hund von mittlerer Grösse. Das Rückenmark wird zwischen dem sechsten und siebten Halswirbel ganz durchtrennt. Sobald dies geschehen war, wurde ein kleiner Schnitt an der Bauchwand links von der Symphyse geführt, die Bauchmuskulatur und das Peritoneum auseinanderpräparirt und die

Blase mittelst zweier Finger leer gedrückt. Das Thier lebte etwas über drei Stunden. Keine künstliche Respiration. Die Section bestätigte die beabsichtigte Operation. Aus der Blase wurden 20 ccm. Harn gesammelt. —

Um eine solche Quantität wird man sich nicht irren können; auch wird man die Quantität gar nicht gering finden, wenn man sie mit der Menge vergleicht, die Andere in kürzeren Zeiträumen erhielten und bei Thieren, denen keine so gewaltige Verletzung beigebracht war. Ferner ist die Quantität auch geringer als in manchen anderen Fällen, die ich noch anzuführen habe. —

Bei einem andern Versuche war der Verlauf der ganzen Operation ein viel günstigerer: Es handelte sich um einen kräftigen Hund, dem ich zwischen dem sechsten und siebten Halswirbel das Mark ganz durchschnitten hatte. Die Operationsstelle wurde so getroffen, dass, anstatt zu trepaniren, ich nach der Wegnahme des betreffenden proc. spin. die Durchschneidung zwischen beiden Wirbeln machen konnte. Es wurde dann ganz ähnlich verfahren, wie in dem oben geschilderten Versuche: die Blase wurde entleert und das Thier sich selbst überlassen. Nach einer Stunde wurde ihm eine Portion Wasser beigebracht. Obwohl das Thier um Mittag operirt war, so lebte es noch am nächsten Morgen um neun Uhr und wurde dann mit Chloroform getödtet. Bei der Section fand ich die Blase stark gefüllt. Durch ein Versehen wurde der Urin weggeschüttet, bevor er genau gemessen war. Dieses Versehens halber konnte ich mich nicht in erster Instanz auf dieses Thier stützen. Der längeren Lebzeit gemäss nach der Operation war begreiflicher Weise die Quantität des secernirten Harns viel bedeutender als in dem unter Versuch II geschilderten Falle. Ich schätzte zur Zeit die Menge circa 50 ccm.

Versuch III.

Ein mittelgrosser Hund wurde Vormittags um 11 Uhr 30 Minuten operirt. Complete Durchschneidung zwischen dem fünften und sechsten Halswirbel. Dann folgte der übliche Schnitt an der Bauchwand; die Blase war aber vollkommen leer. Das Thier lebte nur $3^1/_2$ Stunden, in der letzten Stunde nur sehr kümmerlich. Bei der Section ergab sich auch, dass nur 10 ccm. eingeflossen waren. Ich führe diesen Versuch hier an, nicht weil er brillanten Erfolg hatte, sondern um zu beweisen, wie sehr die Nierenthätigkeit mit dem allgemeinen Befinden des Thieres schwankt und wie eine bedeutende Verringerung der Quantität des abgesonderten Harnes mit der Herabsetzung aller körperlichen Functionen einhergeht. Das Thier war kurz vor der Operation gefüttert worden, die Verdauungsprocesse schienen aber auch vollständig gestockt zu haben, denn der Magen fand sich ganz mit unverdauten Speisemassen angefüllt. Dass es nicht nur die Aufhebung der nervösen Einflüsse ist, welche diese Störungen hervorruft, soll durch die späteren Versuche deutlicher hervorgehoben werden, die, trotzdem dass sie viel höher am Rückenmarke vorgenommen wurden, beträchtlich grössere Mengen Harn lieferten. Noch einen, diesem dritten Versuche ganz ähnlichen, möchte ich hier anfügen.

Versuch IV.

Bei einem etwas kleinen Hunde wurde das Halsmark in der Höhe des vierten Wirbels durchschnitten. Vor der Durchschneidung wurde die künstliche Respiration eingeleitet. Die Blase dann ausgepresst. Nachdem dies gethan war, führten wir dem Hunde mittelst Schlundsonde 250 ccm. lauwarmen Wassers in den Magen ein und subcutan spritzten wir einige 30 ccm. mehr ein. Nach $2^1/_2$ Stunden wurde der Versuch beendigt. Das Thier war vorher schon sehr heruntergekommen. Bei der Section fanden sich 10 ccm. in der Blase. Im Urin war reichlich Eiweiss. Vor der Operation war der Urin normal.

Zu bemerken ist, dass wir uns in diesem Falle wieder von der mangelnden Resorption überzeugten; denn der Magen war so stark von dem eingeführten Wasser ausgedehnt, dass er nach dem Tode noch die Hälfte des Bauchraumes für sich beanspruchte. Das reichliche Vorhandensein von Eiweiss erachte ich wieder als besten Beweis dafür, dass die Secretion durch den operativen Eingriff nicht gehemmt wurde. —

Um zu zeigen, wie sehr der ganze Organismus darniederlag, will ich hier noch einige Blutdruckszahlen angeben:

Im Moment der Durchschneidung		110	mm. Hg.
dann sofort auf . .		90	„ „
4 Minuten später	(12,10)	40	„ „
	(12,15)	40	„ „
	(12,25)	30	„ „
	(12,50)	20	„ „

Wäre man geneigt, sich genau an die Angaben Ustimowitsch's[1] und anderer zu halten, dass die Secretion aufhört, sobald der Druck unter 50 mm. Hg. sinkt, so müsste man hier annehmen, dass nach den ersten 6—7 Minuten überhaupt keine Secretion mehr stattfand. Grützner will noch bei 30 mm. Secretion beobachtet haben. Ob da eine genaue Grenze zu ziehen ist, bezweifle ich. Jedenfalls haben mich aber andere Versuche belehrt, dass der Urin noch abfliessen kann bei einem Drucke weit unter 50 mm. Hg.

Nachdem die Ueberzeugung gewonnen war, dass die Resorption vom Magen aus entweder langsam oder gar nicht erfolgte, dass die chemischen Stoffe, welche die Harnsecretion nachweisen sollten, gar nicht in den Kreislauf gelangten, wurden einige Versuche mit direkter Einspritzung eines Salzes in das Blut vorgenommen. Unter diesen Umständen entstand folgendes Experiment:

Versuch V.

Einem mittelgrossen Hunde wird auf übliche Weise nach Trepanirung des dritten Wirbels und Einleitung der künstlichen Athmung die Dura sorgfältig aufgeschnitten und das frei gelegte Rückenmark auf dem Haken quer durchschnitten. Ehe das Thier vollkommen aus der Narkose erwacht war, wurde die rechte vena cruralis aufgesucht und

[1] loc. cit.

in diese mittelst einer Pravasz'schen Spritze 12 ccm. gelben Blutlaugensalzes eingeführt. Um sicher zu sein, dass keinerlei Störungen verursacht werden, durch das plötzliche Einspritzen grosser Quantitäten dieses Salzes wurden die verschiedenen Einspritzungen in Pausen von mehreren Minuten ausgeführt. —

Das Thier erholte sich sehr rasch von der Operation; der Kopf zeigte bald die deutlichsten Reflexe am Auge u. s. w. Die Temperatur nahm aber hier wie in den meisten Fällen rapide ab, trotz aller Einhüllungen und gut geheizter Räume. Die Temperatur im Mastdarm gemessen, war 35 Minuten nach der Operation schon gefallen auf 36,3.

Temperatur-Messungen:

12.45	36.3
12.55	35.6
1.10	34.7
1.30	34.0
2. 0	33.5
2.30	32.7
3.30	31.4
4. 0	30.8

Trotz der niedrigen Temperatur fand ich eine Notiz verzeichnet, dass um 4 Uhr der Kopf und die Hinterbeine noch deutliche Reflexe zeigten. Da die bis dahin verflossene Zeit als genügend erachtet wurde, beschloss ich, den Versuch um diese Stunde zu unterbrechen. Das Thier wurde mit Chloroform getödtet. Die Section bestätigte die beabsichtigte Durchschneidung. In dem Harn war das Salz deutlich nachweisbar. Kein Eiweiss.

Bei der Feinheit der Reaction mit gelbem Blutlaugensalze könnte man auf den Gedanken kommen, dass auf irgend eine Weise auch nur minimale Quantitäten des Salzes dem Harne beigemischt wurden, dass etwa ein Tropfen Blut aus den Gefässen der Blasenwandung bei der postmortalen Punktion hätte hinzufliessen können. Die Punktion wurde aber stets mit aller Vorsicht gemacht, die Blase tüchtig abgewaschen und getrocknet, ebenso das Instrument, mit dem punktirt wurde. Wäre Blut in den Urin geträufelt, was an der Farbe schon zu erkennen gewesen wäre, so hätten auch wenigstens Spuren von Eiweiss vorhanden sein müssen. Das war aber nicht der Fall. — Noch ein anderer Einwand könnte etwa gegen die hier gebrauchte chemische Methode gemacht werden, der nämlich, dass das Salz einfach durch die Blasenwand diffundiren könnte, und so dem Inhalte beigemischt werden. Von der Resorptionsfähigkeit der Blasenwand ist aber sehr wenig bekannt, wenn auch neuere Versuche wahrscheinlich gemacht haben, dass das Resorptions- und Diffusionsvermögen gleich null sei. Um mich selbst zu überzeugen, dass das Kalium-Eisencyanür nicht durch die Blasenschleimhaut diffundirt war, legte ich diese ganz entleerte Blase in Eisenchlorid. Die Reaction blieb aus. Wäre das Salz so leicht durch die Schleimhaut hindurch in den Urin gekommen, so kann ich nicht begreifen, warum die blaue Färbung der später eingelegten Schleimhaut nicht erfolgte. Die chemische Methode will mir noch als die sicherste erscheinen. Leider glückt sie aber selten. Wir hatten es hier mit einem kräftigen Thiere zu thun, das volle vier Stunden nach der Durchschneidung des Rückenmarkes lebte. Die Resorptionsfähigkeit, überhaupt alle Functionen waren reger erhalten, als es in den meisten anderen Versuchen der Fall war. So manches Thier, bei dem wir den chemischen Nachweis liefern wollten, hatte sicherlich nach der Durchschneidung stetig weiter secernirt. Die Methode war es aber, die uns im Stiche liess.

Aus verschiedenen Gründen habe ich viele Versuche am dritten Halswirbel ausgeführt. Vor allen Dingen ist diese Gegend kein Grenzgebiet, wie der untere oder obere Theil des Halsmarkes. Es gehen auch von hier keine wichtigen Nerven ab, die irgend welche direkte Beziehung zur Niere haben könnten. Ferner, wenn das Halsmark ein wirkliches spezifisches Centrum für die Nierensecretion enthalten sollte, so wäre diese die geeignetste Stelle, um ein solches nachzuweisen, eventuell in Abrede zu stellen. Ein anderer und nicht unwichtiger Beweggrund zur Operation an diesem Wirbel ist, dass man denselben beim Hunde recht bequem auffinden kann. Der erste deutliche proc. spin., auf den man kommt, vom Kopfe her gerechnet, ist der des 2. Wirbels. Der dritte processus dagegen prominirt viel weniger und ist oft nur minimal entwickelt und deswegen leichter zu erkennen. Ferner ist gerade hier die Gefahr vor Blutungen nicht so gross. Ist aber Blut ergossen worden, so braucht man nicht so sehr wie weiter oben zu befürchten, dass die vitalen Centren durch die Blutgerinnsel comprimirt werden. An den Versuchen, die hier anzureihen wären, wird man auch, wie ich hoffe, am leichtesten erkennen, ob man im Halsmarke specifische Centra oder besondere nervöse Bahnen für die Nierenabsonderung zu suchen hat. Der relative Werth der verschiedenen Untersuchungsmethoden wird auch wohl durch diese Reihe von Experimenten am sichersten dargethan werden.

Versuch VI.

Einem grossen kräftigen Hunde wurde, wie oben geschildert, das Rückenmark am 3. Halswirbel durchschnitten. Mit der Einführung der künstlichen Athmung wurde sogleich die Carotis aufgesucht, um nach der Durchschneidung sofort mit dem Quecksilber-Manometer in Verbindung gesetzt zu werden. Gleich nach diesem Eingriffe wurden dem Thiere mehrere P.-Spritzen voll carminsauren Ammoniaks beigebracht. Um aber das Resultat des Experimentes durch das mangelhafte Auftreten des Reagens nicht unsicher zu machen, suchten wir die Blase auf, um diese auszudrücken. Sie war aber schon ausserordentlich schlaff, und es kamen nur noch wenige Tropfen zum Vorscheine. Das Thier erholte sich sehr rasch von den verschiedenen Operationen, zeigte bis nach 3½ Stunden noch deutliche Reflexe am Kopfe und in den hinteren Extremitäten, bewegte den Kopf sogar noch auf Zurufen. Durch den Zustand des Thieres ermuthigt, wurde der Versuch erst nach 4¼ Stunden beendigt. Wie kräftig das Thier längere Zeit hindurch lebte, dürfte durch folgende Blutdrucksmessungen erwiesen sein:

Blutdruck in mm. Hg.:

Um 11 Uhr 10 M. (Moment der Durchtren.) 130
„ 11 „ 35 „ 90

Um	11	Uhr	55	M.	60
„	12	„	30	„	60
„	12	„	45	„	50
„	1	„	10	„	45
„	2	„	00	„	50
„	2	„	30	„	45
„	2	„	55	„	40
„	3	„	10	„	30

Zieht man alle herrschenden Ansichten über den Zusammenhang zwischen Blutdruck und Nierensecretion in Betracht, so wäre es in diesem Versuche möglich, dass die Absonderung bis 2 Uhr, also volle 3 Stunden nach der Operation, vor sich ging. Die Menge des gelassenen Harnes scheint mir aber dafür zu sprechen, dass die Secretion bis zum Tode weiter fortgesetzt wurde. Wie weit der Carotisdruck dem wirklichen Nierendruck entspricht, ist schon früher in Frage gekommen. Die Section, die gleich nach dem Tode ausgeführt wurde, bestätigte die vollkommene Durchschneidung. Die Blase, die vorher „schlaff" war, war jetzt stark gefüllt. Es wurden etwas über 70 ccm. Harn aus ihr entleert. Wenn Einige geneigt wären zu bezweifeln, ob die Auspressungsmethode genau sei, ob der nach dem Tode vorgefundene Harn nicht in der Blase zurückgelassen wurde, so wird wol das Resultat dieses Versuches über jeden Zweifel erhaben sein. Es war eben ein kräftiger widerstandsfähiger Hund, der vorher noch ordentlich gefüttert und getränkt war. Durchschneidet man das Halsrückenmark bei schwachen Thieren, so glaube ich wol — denn die Erfahrung machte ich oft — dass nichts secernirt wird. Das geschieht aber sicherlich nicht, weil durch die Rückenmarksverletzung Nierencentren oder nervöse Bahnen, die zu denselben führen sollen, beschädigt sind, sondern weil der Organismus dann überhaupt zu schwach ist, um irgend welche Functionen ordentlich auszuführen. — Der Urin, der vorher normal war, enthielt ziemliche Quantitäten Eiweiss — wie früher angedeutet, ein weiterer Beweis dafür, dass secernirt wurde. In vielen Fällen beobachtete ich das Auftreten von Eiweiss nach Durchschneidung des Markes. Es schien mir aber nichts Constantes zu sein. Diesen Umstand habe ich nicht weiter verfolgt.

Was nun den Farbstoff betrifft, den wir subcutan injicirten, so wurden wir wieder von der Schwierigkeit dieser Methode überzeugt. Obwol das Thier mehrere Stunden kräftig lebte, war nicht die geringste Färbung des Harns zu constatiren. Wir glaubten die injicirte Masse in der Nierensubstanz zu erkennen. Der Durchschnitt war an einzelnen Stellen rötlicher gefärbt als an anderen. Ob aber diese eigenthümliche Färbung auch wirklich vom Carmin herrührte, muss noch dahin gestellt sein. Ferner wäre auch bei diesem kräftigen Thier nicht abzusehen, wenn das Carmin sich schon in den Blutgefässen der Niere vorfand, warum es nicht die übrige kurze Strecke zurücklegen konnte, um in die Harncanälchen zu gelangen. Dass im Urin das carminsaure Ammoniak durch die Färbung leicht zu erkennen ist, wird zur Genüge bewiesen, wenn man eine Spur der Lösung dem Harne zusetzt.

Es war speziell dieser eben geschilderte Versuch, der mich veranlasste, spätere Experimente auf rein mechanischem Wege mit Einführung von Canülen auszuführen.

Versuch VII.

Die üblichen Operationen wurden an einem Hunde von mittlerer Grösse ausgeführt. Nachdem das Rückenmark am 4. Halswirbel durchschnitten und die künstliche Athmung ordentlich in Gang gebracht war, wurden die Ureteren aufgesucht, um nach der Hermann'schen Methode die Quantität des secernirten Harnes zu bestimmen. In den linken Ureter wurde eine Canüle eingeführt, der rechte an seinem unteren Ende unterbunden. Die Blase ausserdem sorgfältig entleert, um die Ureteren nicht zu strecken. Das Thier lebte mehrere Stunden recht kräftig; wenigstens zeigten sich bis beinahe 3 Stunden nach der Operation alle Kopfreflexe. Nach $3^1/_2$ Stunden wurde der Versuch beendigt, indem das Thier rasch mit Chloroform getödtet wurde. Die Section bestätigte abermals die complete Durchschneidung des Rückenmarkes; erstaunen mussten wir über die Menge des abgeflossenen Harnes. Im Ganzen waren nur 8 ccm. gesammelt; die Quantität ist für beide Nieren ungefähr gleich zu berechnen. Rechts hatte sich der Urin hinter der unterbundenen Stelle angestaut. Es waren wieder beträchtliche Quantitäten Eiweiss vorhanden.

Es wurde leider keine Blutdruckbestimmung gemacht; ich kann also nicht mit Sicherheit behaupten, dass der Blutdruck nicht allein an dieser Verminderung der Nierensecretion Schuld war. Ich bin aber vielmehr geneigt, anzunehmen, und spätere Versuche werden diese Ansicht weiter unterstützen, dass es die Aufsuchung und Unterbindung der Ureteren haupsächlich ist, die diese Herabsetzung bedingt; denn wenn man dieses und noch andere nach dieser Methode angestellten Experimente mit jenen oben beschriebenen vergleicht, bei denen die Ureteren unverletzt blieben, so wird man sich überzeugen, dass, ceteris paribus, je geringer die localen Eingriffe sind, desto beträchtlicher die Menge des secernirten Harnes. Es scheinen mir auch Eingriffe dieser Art einen viel übleren Einfluss auf die Nierenthätigkeit auszuüben, als man der Rückenmarksdurchschneidung zuschreiben darf. Diese Anschauung wird aber noch in Folgendem zur Genüge erklärt werden.

Versuch VIII.

Eine nochmalige Durchschneidung des Rückenmarkes am 3. Halswirbel. Die eigentliche Durchtrennung wurde um 11 Uhr 50 Min. vorgenommen. Es wurden dann binnen weniger Minuten die Ureteren aufgesucht und die Blase entleert (das Thier urinirte noch spontan während der Chloroform-Narkose). Der rechte Ureter wurde fest unterbunden. In den linken führte ich eine T-förmige Canüle ein. An dieser Canüle wurde ein elastischer Schlauch befestigt, der in eine Flasche mündete, die so gelagert war, dass jeder Tropfen bequem ausfliessen und controllirt werden konnte. Um 12 Uhr 10 Min. floss schon der erste Tropfen in das Glas. Damit will aber nicht gesagt sein, dass die Secretion 20 Min. stockte. Der Urin hatte eben eine bedeutende Strecke zurückzulegen, bis er in die Glasflasche fliessen konnte. Wir überzeugten uns ferner, dass, wenn überhaupt eine Stockung eintrat, sie nur wenige Minuten dauern konnte. Denn sobald die T-förmige Canüle befestigt war, floss sofort Harn ein, aber nur bis zu dem Winkel, den der horizontale Schenkel mit dem verticalen bildet. Gleich darauf wurde die vorhandene Harnsäule ruckweise vorgeschoben durch den Glasschenkel und elastischen Schlauch hindurch, bis nach der angegebenen Zeit der erste Tropfen aufgefangen war, um dann ganz regelmässig weiter zu fliessen.

Es steht diese Erfahrung, die wir nicht nur in diesem Falle, sondern in allen so angestellten Versuchen machten, in merkwürdigem Widerspruche zu der Behauptung Eckhard's [1], dass nach einer Durchschneidung des Halsmarkes die Secretion oft bis zu 3 Stunden stockte. Man könnte vielleicht den Einwand machen, dass diese Quantität Urin, so zu sagen, schon auf Lager gewesen sei. Warum ist derselbe dann aber nicht gleich abgeflossen? Die Erklärung wird wol richtiger sein, dass der vorhandene Harn so weit vorgeflossen war wie möglich. Es war aber zur Zeit nur eben genug vorhanden, um den einen horizontalen Schenkel anzufüllen. In einem Capillar-Rohre, so gelagert, wie diese Canüle es war, kann eine geringe Flüssigkeit nicht ohne Weiteres abfliessen. Eine vis a tergo war nothwendig, um diese Säule weiter vorzutreiben, und woher könnte diese Kraft anders kommen, als von dem neu und in kleinen Pausen secernirten Harne? Das ruckweise Vorschieben, was zuerst in Intervallen von etwa 2 Minuten geschah, spricht auch für eine stetige Thätigkeit seitens der Nieren.

Das Thier lebte aber kaum $1\frac{1}{2}$ Stunden. Es war durch die vielen Manipulationen sehr herunter gekommen. Aus dem linken Ureter flossen im Ganzen 4 ccm.; in dem rechten Ureter, der unterbunden war, hatten sich 2 ccm. angesammelt, und in dem rechten Nierenbecken fand sich noch etwas Urin, der nicht gut gemessen werden konnte. Es wäre also ungefähr dieselbe Quantität Harn secernirt worden, wie in dem vorher

---

[1] Eckhard, op. cit. V. p. 153 ff.

besprochenen Versuche. Wenn auch die Lebzeit nach der Operation eine geringe war, so beweist doch dieses Experiment, welches in jeder Hinsicht möglichst günstig verlaufen war, wie sehr die Harnproduction durch die Beleidigung der Ureteren und die vielfachen Eingriffe beeinflusst wird.

Ich komme jetzt zur Besprechung eines Versuches, auf den ich den Leser ganz besonders aufmerksam machen möchte, und den ich für den interessantesten der hier veröffentlichten Versuche halte. Da sich so manches Unerwartete in seinem Verlaufe ergab, möchte ich auch ihn und seine Resultate genauer besprechen, als es bei den andern geschehen ist.

Versuch IX.

Behufs des Studiums einiger Rückenmarksreflexe operirte ich einen kräftigen Pudelhund am 29. Oct. 1880. Die Durchschneidung sollte am oberen Ende des Brustmarkes ausgeführt und das Thier möglichst lange am Leben erhalten werden. Die Operation wurde daher nach der oft angegebenen Methode mit der äussersten Sorgfalt vorgenommen. Das Thier erholte sich sehr rasch und frass sogar bald nach dem Erwachen aus der Chloroform-Narkose. Die Nachbehandlung war hier das wichtigste. Der Hund musste immer weich gelagert werden; denn in erster Zeit hat man nur auf die sich rasch verbreitenden Decubitusgeschwüre Bedacht zu nehmen, denen auf jede Weise Einhalt gethan werden muss. Bei unserem Versuchsthiere dauerte der Decubitus mehrere Wochen lang, und obwol derselbe an verschiedenen Stellen der unteren Extremitäten die Knochen schon erreicht hatte, heilte er vollkommen aus. Die Blase verhielt sich schlaff und wurde regelmässig durch Pressen der Bauchdecken oder reflectorisch durch Kitzeln des Afters entleert. Dass, nebenbei bemerkt, hier trotz der hohen Durchschneidung die Nieren immer vollauf thätig waren, ist durch die grosse Quantität Urins, die täglich entleert wurde, zur Genüge bewiesen. — Der Hund erholte sich allmählich vollkommen, und war, wenn man die mangelnden Bewegungen der hinteren Extremitäten und die Parese der Blase ausnimmt, in ganz normalem Zustande. Gegen Ende des 3. Monats nach dieser Operation bildete sich in auffallend kurzer Zeit eine starke Kyphose aus, wahrscheinlich bedingt durch die etwas unbeholfene Lage, die das Thier gezwungen war, einzunehmen. Sonst blieb Alles únverändert.

Wenn auch nicht in direktem Zusammenhange mit unserm jetzigen Thema, so dürfte es doch gestattet sein, eines eigenthümlichen Reflexes zu gedenken, der sich deutlich bei diesem Thiere constatiren lies. Kitzelte man den Hund nämlich in der Nähe der Rückenwunde, also etwa am oberen Drittel der Brustwirbelsäule, so wurde der ganze Hinterkörper kräftig geschüttelt, genau so wie die Hunde es machen, um sich nach einem Bade zu trocknen. Vom Bauche aus ist es nur höchst selten gelungen, diesen Schüttelreflex auszulösen, und dann wahrscheinlich nur, wenn die Rückenhaut mit bewegt wurde. Dass es sich hier nicht etwa um eine individuelle Erscheinung, eine vereinzelte Thatsache handelt, geht daraus hervor, dass derselbe Reflex in ganz derselben Weise bei einem ähnlich nur um einen Wirbel tiefer operirten Thiere bemerkt wurde. Demnach scheint der obere Theil des Brustmarks Centrum für diesen Reflex zu sein.

Nachdem wir das Thier mehrere Monate hindurch genau beobachtet hatten und sich nichts Neues herausgestellt hatte, entschloss ich mich auf Rath des Herrn Professor Goltz, das Thier für meine Harnversuche zu verwenden und an demselben eine 2. Operation vorzunehmen. Es war dies speziell verlockend, da man auf den Gedanken kommen musste, dass sich das Rückenmark bei diesem Hunde anders verhalten würde, als bei einem vorher ganz normalen Thiere, dass der untere Theil des Rückenmarks, der schon so lange vom Halstheil getrennt war, nur wenig durch eine zweite höher oben gelegene Durchschneidung zu beeinflussen wäre. Ferner schien auch die Möglichkeit vorhanden, in diesem Falle klar darzuthun, dass der einzige Einfluss, den das Halsmark auf die Nierensecretion ausübt (durch Veränderungen des Blutdrucks) jedem anderen Theile des Rückenmarkes auch zukomme. Dass diese Vermuthungen vollauf gerechtfertigt waren, soll durch den 2. an diesem Thiere ausgeführten Versuch bewiesen werden.

Diese zweite Operation wurde am 21. Februar 1881, also beinahe vier Monate nach der ersten, vorgenommen. Nach vorsichtiger und von geringer Blutung begleiteter Bloslegung des dritten Wirbels und darauf folgender Trepanation und Eröffnung der Dura mater, wurde das darunter liegende Mark quer durchschnitten, sobald die künstliche Athmung eingeleitet war. Um 11 Uhr 55 Min. wurde die mit einem Quecksilbermanometer verbundene Canüle in die Carotis eingeführt und gleich darauf der übliche Schnitt an der Bauchwand gemacht, um die Blase zu erreichen. Der Schnitt war so gering, dass kein Eingeweide vorfallen konnte. Die Blase, die sehr stark angefüllt war, wurde vollkommen entleert, dann beide Ureteren aufgesucht; der rechte wurde auf keine Weise belästigt, in den linken Ureter aber wurde der horizontale Schenkel einer T-förmigen Canüle eingebunden. Der linke Harnleiter sammt Canüle wurde dann möglichst normal gelagert, Muskeln und Haut wurden über letzterer zugenäht. Das Thier wurde dann so gelegt, dass der Urin bequem austräufeln konnte. Der Hund lebte trotz der vielen Eingriffe viel kräftiger als irgend ein anderes Thier, das wir unter ähnlichen Umständen zu beobachten Gelegenheit hatten. Er zeigte noch lange nach der Operation alle Kopfreflexe in ungestörter Weise; lies sich durch Streicheln beruhigen und nahm noch rege Theilnahme an seiner Umgebung. Nach einer ganzen Stunde hob er noch den Kopf vom Operationstisch empor auf Zuruf seines Namens. Was die Urinsecretion betrifft, so war diese durch die hohe Durchschneidung viel weniger beeinträchtigt, als es in den günstigsten anderer auf diese Weise ausgeführten Versuchen der Fall war. Die noch vorhandene Urinmenge zur Zeit als die Canüle eingeführt wurde, war nicht genügend, um dieselbe bis vorn hin zu füllen. Von den ersten Minuten an konnten wir aber wieder genau beobachten, wie die Urinsäule in der Canüle vorgeschoben wurde, bis nach einigen Minuten (circa 5—10) der erste Tropfen in den Kolben floss. Nach der bei Gelegenheit des Versuches VIII. erwähnten Erklärung erachte ich das stetige ruckweise Vorschieben des Harnes als den sichersten Beweis dafür, dass hier continuirlich secernirt wurde. Zwischen 12 Uhr 25 Min. und 12 Uhr 35 Min. wurde die Urinsecretion äusserst genau beobachtet. Es wurde dabei constatirt, dass in Pausen von je 50 Secunden ein Tropfen in den Kolben floss. Bis 1 Uhr 20 Min. kann ich fest behaupten, dass stetig und in ungefähr denselben Zwischenräumen weiter secernirt wurde. Die Quantität des schon aus dem linken Ureter geflossenen Urins betrug um diese Zeit 4 ccm. Als ich um 2 Uhr 30 Min. in das Institut zurückkehrte, fand ich noch rege Secretion in denselben Pausen wie zuvor. In den übrigen nahezu $2^1/_2$ Stunden bis zur Vollendung des Versuches flossen noch 7 ccm. aus dem linken Ureter, also etwas weniger als die doppelte Quantität, die in den ersten anderthalb Stunden abgesondert wurde[1]. Im Ganzen hatten wir also aus diesem einen Ureter allein 11 ccm. gesammelt. Bei der Section fanden sich in der Blase (aus dem rechten Ureter geflossen) 4.75 ccm. Eine totale Secretion demnach von 16 ccm. (etwas mehr, wenn die in der Canüle und den Ureteren zurückgebliebenen Mengen gezählt werden) in circa 4 Stunden. Gegenüber früher geschilderten Versuchen, wie z. B. VI., ist auch diese Menge gering. Sie ist jedoch viel bedeutender wie in anderen ähnlichen Versuchen erzielt wurde. Die absolute geringe Quantität muss zum Theil auf die bedeutenden localen Eingriffe geschoben, zum Theile muss sie aber auch einem anderen Zustande zugeschrieben werden, und es war dies der einzige Punkt, in dem das Experiment zu wünschen übrig liess. Durch ein Versehen des Instituts-Dieners war das Thier 24 Stunden vor der Operation weder getränkt noch gefüttert worden. Auf die reichliche Zuführung von Flüssigkeit, namentlich von Milch, mehrere Stunden vor einer jeden Operation, wurde sonst immer sehr geachtet. Wenn man bedenkt, wie geringe Quantitäten von Harn ein normales Thier ausscheiden würde, wenn es 24 Stunden lang gehungert und gedurstet hat, so wird man diese hier aufgefangene Urinmenge nicht zu gering

[1] Vgl. unten, wie es sich zur Zeit mit dem Blutdruck verhielt.

schätzen[1]. Schwerer wäre es zu erklären, warum gerade der Ureter, der in diesem Falle am wenigsten beleidigt wurde, auch am wenigsten secernirte. Es muss diese Ungleichheit in der Thätigkeit beider Nieren auch schon im normalen Zustande existirt haben. Aehnliche Differenzen sind schon häufig betont worden. So giebt Max Hermann[2] Folgendes an:

„Gesammelt bei einem Thiere, dem nur die Ureteren blosgelegt waren:

	R.	L.
In 30 Min.	6,063 gr.	17,621 gr.
„ 14 „	16,987 gr.	12,316 gr.“

u. s. w.

Um die Besprechung des in diesem Versuche gesammelten Harnes absuschliessen, sei noch bemerkt, dass weder die zuerst noch die zuletzt gewonnene Quantität Urins eine Reaction auf Eiweiss ergab. Den vielen Eingriffen und dem langen Dursten gemäss war also eine Abschwächung der Urinsecretion zu constatiren; sonst aber auch nichts.

Ueber das Verhalten des Blutdrucks bei diesem Experimente ist auch noch manches mitzutheilen. Vor allem folgende Tabelle:

Blutdrucks-Messungen in mm. Hg. ausgeführt. Gleich nach der Durchschneidung:

um 11.55	80 mm. Hg.
„ 12.05	110 „ „
„ 12.15	70 „ „
„ 12.25	70 „ „

---

[1] Zum Vergleiche will ich hier einige Zahlen von Grützner anführen. Derselbe fand bei einem normalen Thiere in 20 Min.

R.	L.
0,5 ccm.	0,7

Nach einer completen Durchschneidung des Halsmarkes in 30 Min.

1,0 ccm.	1,5

In einem anderen günstigen Falle in derselben Zeit

1,9 ccm.	0,7.

[2] Sitzungsber. der Wiener Akad. der Wissensch. — Math. Naturwissen. Cl. XXXVI, 1859. Versuch 3. p. 355. — Aus den unter 1) angeführten Zahlen ist ersichtlich, wie häufig die Menge rechts und links variirt.

um 12. 45	70 mm. Hg.	
„ 1. 00	70 „	„
„ 1. 25	65 „	„

Es stellten sich nun Gerinnungen in Canüle und Gefässen ein, die weitere Messungen unmöglich machten. Die auffallendste Erscheinung hierbei ist, dass der Blutdruck, der wie gewöhnlich nach der eingreifenden Operation sehr tief herabgesunken war, sich bald nachher um 30 mm. steigerte und wenigstens 1/4-Stunde lang auf dieser Höhe blieb. Wie war dies zu erklären? Die erste Druckabnahme hängt mit dem Reiz, mit dem Shock, den die Operation bedingt, zusammen. Die Steigerung des Blutdrucks nach der Rückenmarksdurchschneidung leite ich im Anschluss an die Ansichten von Goltz [1] über Gefässnervencentren von folgendem Umstande ab:

Der Tonus der Gefässe, besonders der Arterien in dem ganzen Hinterkörper des Thieres, hing seit der Heilung des Thieres von der ersten Rückenmarksdurchschneidung nicht mehr vom Gehirn und dem obersten Theile des Rückenmarkes ab, sondern wurde selbstständig durch den unteren Abschnitt des Rückenmarks regulirt. Der durch die zweite Durchschneidung gesetzte Shock konnte demnach nur in dem obersten Theile des Körpers eine dauernde Gefässerweiterung und in Folge davon, eine Herabsetzung des Blutdrucks hervorbringen. Der alsbald sich steigernde Tonus der Gefässe des an dem Shock unbetheiligten Hinterkörpers bewirkte alsdann die nachträgliche Hebung des Blutdrucks und ermöglichte die lange Dauer der Erhöhung.

Diese Erfahrungen bestätigen die jetzt wohl von der Mehrheit der Physiologen adoptirte Lehre, dass die Med. obl. unmöglich als einziges Centrum dem Tonus der Gefässe vorsteht. — Wäre nämlich die Wiederherstellung des Tonus am Hinterkörper nach der 1. Durchschneidung im Sinne der Anhänger der alten Lehre von der Med. obl. aus etwa auf der Bahn des Sympathicus durch Vermittelung des oberen Rücken-

---

[1] Goltz, Pflüger's Archiv Bd. XX. „Ueber Gefässerweiternde Nerven“.

marks erfolgt, so hätte die zweite Durchschneidung des Rückenmarks eine Lähmung des Tonus im ganzen Körper hervorbringen müssen. Dies geschah eben nicht, und damit ist bewiesen, dass der untere Rückenmarksabschnitt bei diesem Thiere, durchaus unabhängig vom verlängerten Marke, selbstständig den Tonus der Gefässe des Hinterkörpers beherrscht.

In allen anderen Fällen, wenn die Durchschneidung auch viel tiefer unten angelegt wurde, nahm der Druck stetig ab. So bei einer Durchschneidung am 6. Halswirbel war der Druck anfangs 120, fiel aber in 10 Minuten schon auf 80; nahm regelmässig ab, bis er nach einer halben Stunde nur 60 zählte, um nach einer Stunde schon auf 45 zu sinken. Nachdem der ganze Organismus sehr herabgekommen war, musste natürlich auch in diesem Falle der Blutdruck geringer werden. Bis kurz vor dem Tode war sicherlich der Blutdruck noch kräftiger als in vorhergehenden Versuchen. Wie regelmässig das Herz weiter arbeitete, wird dadurch bewiesen, dass ich um 1. 15 120 Pulse an der Carotis zählen konnte und um 3. 45 noch 96.

Dem hohen Blutdrucke, der hier von Anfang an waltete, mag man nun zuschreiben, dass die Harnsecretion kaum aussetzte; oder wenn man andere[1] Ansichten annehmen wollte, so wäre in diesem Falle der Gefässkrampf, der die Stockung der Nierensecretion bedingen soll, glücklich durch die Selbstständigkeit der unteren Rückenmarksabschnitte beseitigt worden. Dass es sich jedoch nicht so ganz einfach mit den Beziehungen zwischen Blutdruck und Harnsecretion verhält, scheint mir daraus hervorzugehen, dass in der ersten Zeit nach der Durchschneidung, trotz des zeitweisen erhöhten Druckes, die Secretion doch in gleichen Pausen (soweit bestimmt werden konnte) und in gleichen Mengen vor sich ging. Ferner, vergleicht man die Harnmenge in den 1½ Stunden, während der Durchschnittsdruck also ein höherer war, mit der in der übrigen Zeit gewonnenen, so geht deutlich hervor, dass, während überhaupt noch secernirt wurde, dies ziemlich gleichmässig geschah, obwohl in der letzten Hälfte des

[1] Vergl. Grützner. loc. cit.

Experimentes der Blutdruck entschieden geringer war. Denn es wäre kaum zu vermuthen, dass der Blutdruck nach 1.25 je wieder mehr als 65 mm. erreichte. Der Durchschnittsdruck wäre demnach für die übrige Zeit bis zum Tode etwas niedriger zu setzen.

Zum Schlusse sei noch bemerkt, dass die Section, die hier recht sorgfältig gemacht wurde, die complete Durchschneidung an beiden Stellen, am 3. Halswirbel und am unteren Ende des 1. Brustwirbels bestätigte. — Ferner will ich noch erwähnen, dass das Rückenmark unterhalb des 1. Brustwirbels von einer reichen Fettschicht umgeben war. Die Dura mater war an der alten Durchschneidungstelle bedeutend verdickt.

Schluss-Folgerungen.

Wenn ich nun die Resultate des vorliegenden ersten Theiles dieser Arbeit kurz zusammen fassen will, so wird vor allen Dingen zu betonen sein, dass wir dem Rückenmark keinen direkten Einfluss auf die Nierenthätigkeit zuschreiben können. Man möge dasselbe ganz oder theilweise an den verschiedensten Stellen durchschneiden, so ist die Harnabsonderung nicht unbedingt aufgehoben, oft nur wenig beeinträchtigt.

Wir haben dies durch die verschiedensten Methoden klarzulegen versucht: durch Reaction mit chemisch leicht nachweisbaren Substanzen; durch Auspressen der Blase und Messung der später eingeflossenen Flüssigkeit, und schliesslich durch Einführung von Canülen in die Ureteren und Bestimmung des nach aussen abträufelnden Harnes. Es stellte sich ferner heraus, dass, je geringer die anderweitigen operativen Eingriffe, desto bedeutender die Menge des nach einer Durchschneidung secernirten Harnes (vgl. Versuch VII. mit II. oder sogar mit IX.).

Wurde durch eine Durchschneidung des Halsmarkes der Blutdruck herabgesetzt, so fand sich im Allgemeinen der Satz bestätigt, dass die Nieren ihre Thätigkeit stark einbüssen. Man kann jedoch diesem Abfalle durch vorhergeschickte Durchtrennung des Brustmarks entgegenwirken. Es kann schon deswegen von einem besonderen Einflusse des Halsmarks keine Rede sein. Andererseits scheint es sich mit den Beziehungen zwischen Blutdruck und Harnsecretion nicht ganz einfach zu verhalten; denn bei beträchtlichen Schwankungen des Blutdrucks braucht die Harnmenge nur wenig oder gar nicht zu variiren (vgl. Versuch IX.). Bestehen also centrale regulatorische Vorrichtungen für die Absonderung des Harns, so werden diese nach den hier gemachten Erfahrungen nicht im Rückenmarke zwischen dem 2. Brustwirbel und 3. Halswirbel zu suchen sein. Das Dasein von Secretionsfasern, die von der Med. obl. ausgehend durch das Rückenmark hinablaufend zur Niere gelangen sollten, ist völlig unerwiesen.

II. THEIL.

DIE BEZIEHUNGEN DES RÜCKENMARKS ZUM KÜNSTLICHEN DIABETES.

Wie schon am Anfange dieser Arbeit betont wurde, war es nicht meine Absicht, die ganze Frage des künstlichen Diabetes nochmals einer experimentellen Prüfung zu unterwerfen. Ich habe es mit der Frage nur insofern zu thun, als man das Rückenmark in Zusammenhang mit der Entstehung des Zuckerharnes brachte. Es dürfte jedoch nicht überflüssig sein, die wichtigeren der früheren Arbeiten auf diesem Gebiete kurz ins Auge zu fassen.

Geschichtliches.

Wenn Schiff[1] auch Recht haben mag mit seiner Behauptung, dass die Arbeit Claude Bernard's[2], in der er den Effekt der Piqûre andeutete, nichts absolut Neues brachte, so war doch durch den berühmten französischen Forscher dieser Vorgang allgemein bekannt geworden. Als Claude Bernard bei der Untersuchung des ein- und ausfliessenden Blutes der Leber sich überzeugte, dass kein Zucker in dem einfliessenden Strome, dagegen unter Umständen viel Zucker im Blute der vena hepatica nachzuweisen war, als es ihm ferner gelang zu constatiren, dass das Glycogen in der Leber durch das anwesende Ferment zu Zucker umgebildet wird,

---

[1] J. M. Schiff, Untersuchungen über die Zuckerbildung etc. Würzburg 1859.

[2] Claude Bernard, Leçons de Phys. exper. Bd. I. 1855.

so entschied er, dass in der Leber der Ursprung des Zuckers des ganzen Körpers zu suchen sei. In wie fern diese Angaben durch Pavy[1] bestritten, oder durch Külz[2], von Mering[3], Seegen[4] u. A. erweitert wurden, braucht hier nicht erwähnt zu werden. — Als Bernard aber fand, dass diese ganze Thätigkeit der Leber durch einen Stich in die Rautengrube in abnormer Weise zur Geltung gebracht werden kann, gab er den Anstoss zu den vielen nachfolgenden Arbeiten, die den Einfluss des Nervensystems auf das Auftreten von Zucker im Harne erklären sollten.

So trat Schiff sehr bald nachher an die Frage heran und zeigte, was schon Bernard betont hatte, das der Diabetes durch Verletzung der verschiedensten Stellen des Nervensystems hervorgerufen werden kann. Schiff's Beobachtungen richteten sich grösstentheils auf den Einfluss des Rückenmarks; wir werden daher noch manchmal auf dieselben zurückzukommen haben. Dieser Forscher sah sich zur Ansicht gezwungen, dass es nicht genug wäre, zu behaupten, die Durchschneidung des ganzen Halsmarkes, oder Zerstörung eines Theiles desselben bedinge Diabetes; sondern man müsse auch einen Lähmungs- und einen Reizungs-Diabetes unterscheiden. Letzterer wäre der vorübergehende, wie er etwa auf Zerstörung der Hinterstränge allein folgen sollte; ersterer dagegen der dauernde Diabetes, der sich stets nach vollkommener Durchtrennung des Halsmarkes eingestellt haben soll[5]. Eckhard[6] bekämpft aber diese Schiff'schen Ansichten, indem er jeden künstlich hervorgerufenen Diabetes als Reizungs-Diabetes auffasst. Um aber zu erklären, weshalb der Diabetes nach der einen Verletzung vorübergehend sein kann, nach der andern aber dauernd, fügt er hinzu, dass dieser vorübergehende Diabetes nach Durchschneidung der Hinter-

---

[1] Pavy, Diabetes Mellitus, deutsch von Langenbeck. Göttingen 1864.

[2] Külz, Pathol. und Therap. d. Diabetes Mellitus. Marburg 1874.

[3] v. Mering, Pflügers Archiv Bd. XIV.

[4] Seegen, Diabetes Mellitus.

[5] Schiff, op. cit. p. 110 ff.

[6] Eckhard's Beiträge etc. IV. p. 28.

stränge so ausfällt, weil „die Hinterstränge nicht eigentlich zu den Bahnen der Gefässnerven der Leber, sondern nur zu Erregern dieser Bahnen gehören, also nur vorübergehend die Gefässe erweitern". Wie dem auch sei, so bleibt es doch das grosse Verdienst Eckhard's, dass er zuerst sich die Aufgabe stellte, genau zu bestimmen, wie und auf welchen Bahnen die Piqûre zum wirklichen Zuckerstiche gemacht wird. Er schloss aus seinen sehr zahlreichen Versuchen, dass der Einfluss der Medulla oblongata durch das Rückenmark (eventuell bis zum 2. oder 3. Brustwirbel) geleitet wird; dass bei der Weiterbeförderung die Halsnerven (mit Ausnahme der letzten) und die Brustganglien speziell betheiligt seien, und dass von diesen aus auf noch nicht genau erforschtem Wege die Nervenerregung der Leber mitgetheilt wird. — Eckhard war geneigt, die Nn. splanchnici von diesen Leitungsbahnen auszuschliessen, weil er fand, dass nach Durchtrennung derselben kein Diabetes hervorgerufen wurde; dass aber auch wenn diese Trennung der Piqûre vorausgeschickt wurde, letztere wirkungslos blieb, während eine nachherige Trennung der Nn. splanchnici andererseits keinerlei Einfluss auf den Diabetes ausübte. Ferner wurde Eckhard durch seine Experimente an den oberen Brustganglien zu der Ansicht gedrängt, dass die Glycosurie im Wesentlichen auf Reizung beruhe; denn, wenn er das erste Brustganglion grob mechanisch verletzte, so soll immer ein ausgesprochener Diabetes die Folge gewesen sein. Schälte er aber dasselbe mit grosser Sorgfalt heraus oder durchschnitt er das Ganglion selbst, so erschien kein Zucker im Harne.

Cyon und Aladoff[1] stellten sich nun die Aufgabe, diese Angaben Eckhard's genau zu prüfen. Sie kamen dabei zu ganz anderen Resultaten. Sie finden Eckhard's Behauptung, dass es sich um einen Reizungs-Diabetes nach Beleidigung des ersten Brustganglion handele, irrig; denn die „Exstirpationen erzeugen . . . . ebenso rasch und ebenso constant Diabetes wie die Durchschneidung dieser Ganglien". Den

[1] Cyon u. Aladoff, Bull. de l'Acad. Imp. de St. Petersbourg XVI. 1871 p. 311.

Einfluss der Splanchnici erklären sich diese Autoren auch anders als Eckhard. Sie behaupten, dass die vermehrte Zuckerproduction der Leber von einem vermehrten Zuflusse von Blut zu diesem Organe abhängig wäre; dass aber durch Lähmung der Splanchnici massenhaft Blut sich in den Gefässen der Baucheingeweide ansammelt, und dass deswegen die Vermehrung des Leberblutes nach der Piqûre auf ein Minimum reducirt werden muss. Ist aber die Piqûre gemacht, so kann eine spätere Lähmung der Splanchnici die Erweiterung der Lebergefässe, wenigstens in den ersten Stunden, nicht mehr aufheben.

Seitdem diese Beobachtungen angestellt wurden, sind meines Wissens ausser den Betrachtungen von Külz über Diabetes nach Durchschneidung des n. Ischiadicus etc. keine weiteren Beiträge zu dieser Frage geliefert worden, die uns speziell interessiren könnten. In allen bis jetzt besprochenen Forschungen bildet das Rückenmark wiederum ein wichtiges Glied in der Kette von Nervenbahnen, die den Zuckerstich vermitteln sollen. Man hat sich aber viel weniger mit dem Rückenmarke als mit den anderen Abschnitten des Nervensystems abgegeben. Meine eigenen Experimente theile ich auch nur deswegen mit, weil ich es der Mühe werth erachte, bekannt zu machen, dass in einer ganzen Reihe von Versuchen die Resultate in direktem Widerspruche stehen zu denen, die Schiff, Eckhard und andere veröffentlicht haben. Ob sich deswegen andere Bahnen für den Einfluss des Nervensystems auf das Auftreten von Zucker finden lassen müssen, darf ich nicht zu entscheiden wagen. Jedenfalls habe ich nach Durchschneidung des ganzen, oder eines Theiles des Rückenmarkes nie Diabetes erzeugen können.

Das Verfahren bei diesen Untersuchungen war dem im ersten Theile geschilderten ziemlich ähnlich, nur wurden Hunde, Ratten, Kaninchen in beinahe gleicher Zahl verwerthet. Die Art des Auffangens des Harnes wird am besten bei der Besprechung der Versuche selbst mitgetheilt werden. Was die Zuckerbestimmung betrifft, so wurde diese immer mit der grössten Sorgfalt ausgeführt. Die erste Probe wurde stets mit der Fehling'schen Lösung angestellt; diese ist aber nur zu verführerisch; denn gar manche Entfärbung oder einer Reduction ähnlich erscheinende Veränderung, die durch die Anwesenheit der Phosphate etc. bedingt ist, könnte von dem Unerfahrenen auf Zucker bezogen werden. Külz [1] hat sich auch in neuester Zeit dahin ausgesprochen, dass man sich gegenüber einer Zuckerbestimmung, die allein mit Kupferlösung angestellt ist, skeptisch verhalten muss. Es wurde deswegen jeder Harn ausser mit der Fehling'schen Lösung noch im Polarimeter und sehr häufig mit Hefe über Quecksilber auf die Anwesenheit von Zucker geprüft. Andere gelegentlich ausgeführte Reactionen sollen später besprochen werden. Nun wird es wohl zweckmässig sein, zuerst die completen Durchschneidungen zu beschreiben, und von diesen zu den theilweisen Zerstörungen des Rückenmarks und ihrem Einfluss auf die Zuckerproduction überzugehen.

Versuch X.

Einem Pudelhunde von mittlerer Grösse wird nach der oft angegebenen Methode das Brustmark am 2. Brustwirbel durchschnitten. Das Thier erholte sich sehr rasch und zeigte viele der Erscheinungen, die an dem in Versuch IX. besprochenen Hunde zu beobachten waren. Das Thier lebte noch ungefähr 5 Wochen nach der Operation. An dieser Stelle soll nur erwähnt werden, dass, da die Blase gelähmt war, die erste Portion Harn erst am nächsten Morgen durch Auspressen gewonnen werden konnte. Der Harn wurde sorgfälltigst untersucht, aber weder die Fehling'sche Probe, noch die mit Hefe liess auch nur eine Spur von Zucker vermuthen.

Ist der diabetische Harn einmal secernirt und in die Blase geträufelt, so kann der Zucker wohl nicht aus dem gesammten Harn schwinden. Es kann daher, meine ich, kein Anstoss daran genommen werden, dass der Harn nicht sofort, sondern erst nach 24 Stunden untersucht wurde, da speziell nach den Angaben von Schiff und Eckhard dies ein dauernder Diabetes hätte sein müssen. Urin-Untersuchungen, die

[1] Külz, Pflügers Archiv Bd. XXIV.

später zu verschiedenen Zeiten während des Lebens des Thieres ausgeführt wurden, ergaben nie eine Reaction auf Zucker. Dasselbe wurde bei einem Kaninchen nach einer ganz ähnlichen Operation constatirt.

Versuch XI.

Ein Kaninchen wird mittelst Chloroform rasch zur Betäubung gebracht und dann das Rückenmark zwischen 2. und 3. Brustwirbel quer durchschnitten. Nach dem Tode wurde Urin aus der Blase gesammelt und untersucht. Keine Spur von Zucker. In dem Urin, der nur wenige Minuten nach der Operation dem Thiere entnommen war, konnte auch weder Eiweiss noch Zucker nachgewiesen werden. In der nach dem Tode untersuchten Portion war reichlich Eiweiss vorhanden. Das Thier lebte 24 Stunden. Um sicher zu sein, dass kein Urin verloren ging, wurde das Kaninchen nach Beendigung der Operation, und zwar sobald es anfing sich zu erholen, in ein trichterförmiges Thongefäss gesetzt, unter welches eine Schale zum Auffangen des Harnes gestellt war. Diese Schale war durch ein Drahtnetz so geschützt, dass keine Kothmassen den Urin verunreinigen konnten.

Versuch XII.

Während der Chloroform-Narkose wird einem Hunde das Rückenmark am 1. Brustwirbel quer durchschnitten. Das Thier erholte sich rasch, behielt bis Abend eine ganz normale Temperatur. Am nächsten Tage fand ich das Thier sehr heruntergekommen, die Athmung beschwert, die Temperatur bis auf 28^0 gesunken; in der darauf folgenden Nacht, also etwa 36—40 Stunden nach der Operation, starb das Thier. Im Urin war zu keiner Zeit weder im Polarimeter noch mit Fehling'scher Lösung Zucker nachzuweisen.

Nach Schiff und Eckhard hätte also in allen vorhergehenden Fällen bis zum Tode ein dauernder Diabetes die Folge der Rückenmarksverletzung sein sollen. Man ersieht daraus, wie abweichend die Resultate unserer Experimente waren. Für den Brusttheil des Rückenmarks sind aber diese

Behauptungen nie so absolut fest hingestellt worden, wie für den unteren Theil des Halsmarkes, der die Uebergangsstelle bilden würde von dem Rückenmarke auf die oberen Brustganglien. Sehen wir nun, was unsere Experimente hier lehren.

Versuch XIII.

An einem Hunde von mittlerer Grösse wird die Wirbelsäule in der Nähe des 7. Halswirbels blosgelegt. Da die Theile sehr günstig vorlagen, brauchte ich nicht zu trepaniren und konnte zwischen dem 6. und 7. Halswirbel direkt auf das Rückenmark eingehen, um es zu durchschneiden. Die Wunde wurde dann ausgespült und genäht; die Blase pressten wir nach der in Theil I. angegebenen Methode aus. Das Thier wurde sich dann selbst überlassen, nur dass ihm mittelst einer Schlundsonde eine ordentliche Portion Wasser eingeführt wurde. Das Thier lebte bis zum nächsten Morgen; musste dann getödtet werden. Die Section bestätigte die beabsichtigte Durchschneidung, die Blase war auch stark gefüllt, in dem darin enthaltenen Urin befand sich kein Zucker. (Proben mit Fehling'scher Lösung und im Polarimeter angestellt.) Nach einer ähnlichen Operation an einer Ratte wurde Harn während des Lebens gesammelt mit ähnlichem Erfolge.

Zu diesem Versuche will ich noch bemerken, dass die Operation vorgenommen wurde zu einer Zeit, als das Institut noch nicht im Besitze seines jetzigen, sehr vollkommenen Respirationsapparates war, und dass das Thier deswegen auch hauptsächlich gegen Athmungsbeschwerden zu kämpfen hatte. Die „volle" Blase spricht, beiläufig bemerkt, für die Richtigkeit der Behauptung, die im ersten Theil dieser Arbeit aufgestellt wurde.

Versuch XIV.

Dieselbe Operation wie die eben beschriebene, nur um einen Wirbel höher (zw. 5. und 6.), wird abermals an einem Hunde vollzogen. Durch die bedeutenden Eingriffe verfällt das Thier in einen tiefen Schlaf. Die Athmung bleibt ganz ruhig auf 20 in der Minute (keine künstliche Respiration).

Die Temperatur fällt nach einigen Stunden auf 35° und dann stetig abwärts. Abends nur 26°. Das Thier zeigte dennoch manche Reflexe im Hinterkörper; lebte aber kaum 24 Stunden. Der Urin aus der Blase entleert nach dem Tode enthielt weder Zucker noch Eiweiss. Die gewöhnlichen Proben wurden hier angestellt. — Ich gebe zu, dass bei der Schwäche des Thieres nach dieser Operation vielleicht gar kein Harn secernirt wurde, wenn das auch unwahrscheinlich ist, da das Thier noch circa 24 Stunden lebte. Ist aber kein Urin secernirt worden, so wird auch von einem Diabetes keine Rede sein können.

Die completen Durschschneidungen am Halsmarke wurden nicht höher (behufs Untersuchung dieser Frage) vorgenommen erstens, weil, wenn es überhaupt direkte Diabetes anregende Bahnen im Rückenmark gibt, diese wenigstens tiefer als bis zum 5. Halswirbel herabsteigen müssten, um von hier nach allen bestehenden Ansichten die Fortsetzung entweder in den Brustnerven oder in den Brustganglien zu finden; zweitens war es nicht zu erwarten, dass ohne künstliche Athmung, die wir zur Zeit nicht anwenden konnten, die Thiere bei höheren Durchschneidungen die Operation überleben würden. Bei Gelegenheit der später ausgeführten Versuche habe ich noch manchmal auf die Zusammensetzung des Harnes geachtet. Während sich öfters Eiweiss vorfand, ist es mir nie gelungen, so speziell bei Versuch IX. nicht, die Anwesenheit von Zucker zu constatiren. Es werden vielleicht die gemachten Angaben genügen, um ein etwas anderes Licht auf diesen sogenannten Einfluss des Rückenmarkes zu werfen.

Wenden wir uns nun zu den Experimenten, die angestellt wurden behufs Prüfung der Behauptung, dass Durchschneidung der Hinterstränge am unteren Ende des Halsmarkes vorübergehenden Diabetes zur Folge habe.

Versuch XV.

Ein Kaninchen wird am Halsmarke ohne Chloroform operirt. Es sollten die Hinterstränge allein durchschnitten werden. Nach der Operation wurde das Thier in den Trichter gesetzt. Es erholte sich rasch und machte den Versuch, aus dem Topf zu springen. Das Thier starb in der Nacht, wahrscheinlich, weil es unvorsichtiger Weise in einem kalten Raume gelassen war. Die Section erwies, dass der Eingriff genau auf die Hinterstränge zwischen 6. und 7. Halswirbel beschränkt war — die classische Stelle also für das Auftreten des vorübergehenden Diabetes! Zur Operation in diesen Fällen bediente ich mich eines kleinen doppeltschneidigen Messers, so dass, wenn ich in die Mitte einstach, ich gleichmässig nach beiden Seiten schneiden konnte. In die untergesetzte Schale ist kein Urin geflossen. Der Harn aus der Blase nach dem Tode entnommen, wurde mit Kupferlösung untersucht, ergab aber keine Reduction. — Es wurde noch folgender Nachweis versucht: Der Urin wurde auf einem Wasserbade abgedampft und der Rest in Alkohol gelöst, der Alkohol abermals abgedampft und dann die Kupferprobe mit dem in Wasser gelösten Reste angestellt.

Eine andere Portion des Urin wurde ebenfalls mit Alkohol verdampft und der Rest mit alkoholischer Kalilauge versetzt. Wäre ursprünglich Zucker im Harne gewesen, so hätte sich Zuckerkali bilden müssen. In beiden Proben versagten aber die Endreactionen.

Versuch XVI.

Zur Operation wurde ein kleiner Dachshund gewählt, den man bequem in den zur Aufnahme von Kaninchen bestimmten Topf setzen konnte. Die Verletzung betraf die Hinterstränge zwischen 5. und 6. Halswirbel. Nach der Operation, die sehr glatt verlief, wurde dem Hunde eine ordentliche Portion Milch beigebracht. Etwa 6 Stunden darauf wurden die ersten Portionen Harn, die ausgeflossen waren, untersucht. Die Proben mit Fehling'scher Lösung und im Polarimeter blieben ohne Erfolg. Auch wurde die Reaction auf Zuckerkali, wie oben beschrieben, mehrmals versucht und zwar mit denselben Resultaten. In verschiedenen Zeiten wurde der ausgeflossene Harn untersucht. Das Ergebniss blieb das gleiche; nur dass nach 24 Stunden Eiweiss sich vorfand, während es in den ersten Portionen nicht vorhanden war. Der Hund lebte noch eine Woche nach der Operation.

Genau dasselbe Experiment wurde an einem kräftigen Hunde versucht, bei dem die erste Portion Harn schon $4^1/_2$ Stunden nach der Durchschneidung ausgeflossen war. Kein Eiweiss. In den gesammelten Portionen fand sich ebenfalls kein Zucker, aber deutliche Spuren von Eiweiss.

Versuch XVII.

Durchschneidung der Hinterstränge hoch oben an einem kleinen Hunde. Das Thier kann sich vollkommen gut bewegen. Der nach der Operation aufgefangene Urin ergab keine Reaction. Das Thier starb, ehe 24 Stunden vergangen waren. Vorher wurde der Harn abermals gewonnen durch Auspressen und untersucht. Es fand sich weder Zucker noch Eiweiss. Ausser mit der Fehling'schen Lösung wurde der durch Bleiessigoxyd entfärbte Harn im Polarimeter geprüft. — Keine Drehung. — Die Section ergab, dass die Hinterstränge und etwas von den Seitensträngen rechts verletzt war, zwischen dem 4. und 5. Halswirbel. Diese Versuche wurden noch am klarsten durch Versuche an Ratten bestätigt von denen ich einige anführen will.

Versuch XVIII.

Einer weissen Ratte wurden unter Chloroform die Hinterstränge in der Höhe des 3. Halswirbels getrennt. Um das Rückenmark einer Ratte bequem zu erreichen, braucht man nur die Weichtheile stumpf auseinander zu präpariren und die Wirbelbogen mit einer kleinen scharfen Zange abzubrechen. Die ersten Portionen Harns, die am folgenden Morgen aufgefangen waren, wurden sofort auf Zucker untersucht. Fehling'sche Lösung, Gährungsprobe, Polarimeterproben bewiesen, dass wieder kein Zucker vorhanden war. Es wurden noch mehrere Tage hindurch dieselben Proben mit demselben Erfolge angestellt. Am 4. Tage nach der Operation wurde das Thierchen zu seinen Kameraden zurückgesetzt. Es lebte noch weitere acht Tage. Bei der Section fand sich die Blase voll; der Harn war aber nicht von abnormer Beschaffenheit, geringe Spuren von Eiweiss ausgenommen.

Damit der Harn von Ratten bequem aufgefangen werden konnte, wurden dieselben nach Beendigung der Operation auf ein feines Drahtnetz gesetzt, das über ein grosses Glasgefäss gespannt war. Ueber dies so bedeckte Gefäss wurde dann ein grosser Trichter mit seinem breiten Rande aufgesetzt und letzterer passend belastet, damit die Thierchen nicht entweichen konnten. Der ganze Apparat, der Zutritt von Luft auf jeder Seite erlaubte, wurde dann gewöhnlich in die Nähe des Ofens aufgestellt; denn nach dieser Operation ist Verhütung des Wärmeverlustes die Hauptfürsorge, die man für die Thiere tragen muss. Die Ratten haben übrigens diese Verletzungen vortrefflich ertragen und sie wurden in ziemlicher Zahl verwandt, um die oben angegebenen Experimente zu bestätigen. Einige, die vor einem halben Jahre operirt wurden, leben heute noch und haben sich in der Gefangenschaft trotz der durchschnittenen Hinterstränge der Weibchen bedeutend vermehrt. Zum Schlusse soll noch folgendes Experiment angegeben werden.

Versuch XIX.

Bei einer Ratte wurden Hinterstränge und Seitenstränge zwischen 4. und 5. Halswirbel durchschnitten. Nach der Operation konnte das Thier sich noch bewegen, wenn auch mit Mühe. Dasselbe wurde bald in den oben beschriebenen Apparat gesetzt. Das Thierchen starb unerwartet am Abend, etwa 10 Stunden nach der Operation. Die Section ergab, dass die Hinterstränge ganz und die Seitenstränge bis auf minimale Faserzüge verletzt waren. Der Urin gab keine Reaction weder auf Zucker noch auf Eiweiss.

Es sind wohl jetzt zur Genüge Fälle angeführt worden, die beweisen, dass die Ansichten von Schiff und Eckhard über den Einfluss des Rückenmarks resp. seiner einzelnen Theile auf das Erscheinen von Zucker im Harne sich nicht bestätigen lassen. Ich habe hier jedoch nur einzelne meiner Versuche angeführt. So habe ich mit Bezug auf die Hinterstränge allein ein Dutzend Versuche in meinem Tagebuche notirt, die sämmtlich das erwähnte Resultat bestätigen. Es ist die Zahl doch wohl zu gross, um anzunehmen, dass ich es nur mit Ausnahmefällen zu thun hatte, besonders da ich mich in keinem einzigen Falle von dem Gegentheile überzeugen konnte. Es dürfte auch ein einziges Resultat, wie ich es erzielte, (wenn meine Versuchsmethode angenommen wird) beweisender sein als viele andere, die die Behauptung aufstellen, dass Durchschneidung der erwähnten Stränge Glycosurie bedinge. Denn die Operation ist ja keine so ganz einfache; bei ihrer Ausführung werden mannichfache Störungen in dem Organismus hervorgerufen, die in den Fällen, in denen Zucker auftrat, mit Schuld daran gewesen sein mögen. Der Gedanke liegt nicht allzufern, dass die Einführung von Canülen in die Ureteren (die ich bei allen diesen Versuchen vermieden habe) durch starke Hyperämie der Abdominalorgane, also auch der Leber, das Auftreten von Zucker hätte mit sich bringen können. Doch ist dies nur eine Vermuthung, und will ich auch nicht verschweigen, dass wenigstens in einem Falle, bei dem ich Canüle einführte nach completer Durchschneidung des Halsmarkes am 3. Wirbel, doch kein Zucker auftrat. (Vgl. Versuch IX.)

Wie dem auch sei, und wie die Resultate anderer Experimentatoren zu erklären sein mögen, so muss ich doch nach meinen Erfahrungen behaupten, dass die complete Durchschneidung des Rückenmarks von dem 2. Brustwirbel bis zum 3. Halswirbel keinen Diabetes zu erzeugen vermag. Ich kann mir daher auch nicht vorstellen, dass die Nervenbahnen, die den Zuckerstich vermitteln, ihren Weg durch jene Abschnitte des Rückenmarks nehmen.

Zur besseren Uebersicht der in dieser Arbeit beschriebenen Versuche und ihrer Resultate habe ich die nachfolgenden Tabellen hergestellt.

Herrn Prof. Goltz erlaube ich mir für die vielfache Unterstützung, die er mir bei der Anfertigung dieser Arbeit zu Theil werden liess, meinen verbindlichsten Dank auszusprechen.

VERSUCHS-TABELLE.

I. THEIL.

Nr. des Versuchs.	Versuchs-Thier.	Operation.	Leb-Zeit nach der Operation.	Methode des Nachweises.	Quantität oder Beschaffenheit des Harns.	Bemerkungen.
I.	Hund	Complete Durchschneidung zwischen 2. und 3 Brustwirbel	circa 24 Stund	Durch Auspressen der Blase	eiweisshaltiger Harn	Andere Versuche, die nicht alle einzeln aufgezählt sind, die aber dasselbe bestätigen.
II.	Hund	Complete Durchschneidung zwischen 6. und 7. Halswirbel	etwas über 3 Stunden	Durch Auspressen von der Bauchhöhle	20 ccm	Keine künstliche Respiration. Ein ähnlicher Versuch an einem anderen Hunde erwähnt, wo circa 50 ccm. gesammelt wurden.
III.	Hund	Complete Durchschneidung zwischen 5. und 6. Halswirbel	$3^1/_2$ Stund.	Durch Auspressen	10 ccm.	Alle Functionen lagen sehr danieder. Künstliche Respiration.
IV.	Hund	Complete Durchschneidung am 4. Halswirbel	$2^1/_2$ Stund.	Durch Auspressen	10 ccm.	Viel Eiweiss. — Vor der Operation war der Urin normal. Blutdruck sehr rasch gesunken auf 40 mm. Hg. — Keine Resorption vom Magen aus.
V.	Hund	Complete Durchschneidung am 3. Halswirbel	4 Stund.	Durch Injiciren von 12 ccm. gelben Blutlaugensalzes	Salz im Harne nachweisbar	Sehr kräftiges Thier. Temperat. nahm aber rasch ab. — Künstliche Athmung. — Blasenschleimhaut ergab keine Reaction auf Kalium-Eisencyanür.

Nr. des Versuchs.	Versuchs-Thier.	Operation.	Leb-Zeit nach der Operation.	Methode des Nachweises.	Quantität oder Beschaffenheit des Harns.	Bemerkungen.
VI.	Hund	Complete Durchschneidung am 3. Halswirbel	$4^1/_2$ Stund.	Durch Auspressen der Blase und Injiciren von carminsaur. Ammoniak.	über 70 ccm.	Blutdruck zieml. hoch; nach einer Stunde noch 60; nach 2 Stunden 45. Am Anfang der 4. Stunde 40. Das carminsaure Ammoniak nicht nachweisbar. — Kräftiges Thier.
VII.	Hund	Complete Durchschneidung am 4. Halswirbel	$3^1/_2$ Stund.	Uereteren aufgesucht, rechter unterbunden, links Canule eingeführt	8 ccm. Eiweiss	Blase wurde auch entleert. — Künstliche Athmung.
VIII.	Hund	Complete Durchschneidung am 3. Halswirbel	$1^1/_2$ Stund.	rechter Ureter unterbunden; Canüle in den linken eingeführt	über 6 ccm.	T-förmige Canüle wurde gebraucht. Ruckweises Vorschieben des Harnes sehr deutlich.
IX	Hund	Complete Durchschneidung am 1. Brustwirbel und am 3. Halswirbel	4 Monate nach der ersten, 4 Stund. nach der zweiten Operation.	der rechte Ureter freigelassen; in den linken T-förmige Canüle eingeführt.	16 ccm.	Bedeutende Differenz in der Secretion rechts und links. — Secretion continuirlich. — Trotz d. Schwankungen des Blutdruckes wird ziemlich regelmässig secernirt. — Blutdruck steigt anfangs, nachdem er schon bedeutend gefallen war, hält sich sehr lange auf 70.

II. THEIL.

Nr. des Versuchs.	Versuchs-Thier.	Rückenmarks-Operation.	Lebensdauer nach der Operation.	Methode des Nachweises.	Beschaffenheit des Harns.	Bemerkungen.
X.	Pudelhund	Complete Durchschneidung am 2. Brustwirbel	5 Wochen	Mit Fehling'scher Lösung und Hefe	Kein Zucker	Blase gelähmt. — Erste Portion nach 24 Stunden gesammelt; die gewöhnlichen Proben noch mehrmals während des Lebens mit demselben Erfolge ausgeführt.
XI.	Kaninchen	Complete Durchschneidung zw. 2. und 3. Brustwirbel	24 Stunden	Fehling'sche Lösung und Polarimeter	Kein Zucker. Eiweiss in dem nach dem Tode untersuchten Harne.	Die ersten Untersuchungen des gleich nach der Operation gewonnenen Harnes gaben keine Reaction auf Eiweiss.
XII.	Hund	Complete Durchschneidung am 1. Brustwirbel	36—40 Stunden	Fehling'sche Lösung und Polarimeter	Kein Zucker, kein Eiweiss	Urin mehrere Male während des Lebens untersucht.
XIII.	Hund	Complete Durchschneidung zwischen 6. und 7. Halswirbel	circa 24 Stunden	Fehling'sche Lösung und Polarimeter	Kein Zucker	Keine künstliche Respiration. Die Blase, die während der Operation entleert wurde, war bei der Section gefüllt. Aehnliche Operation an einer Ratte. Harn während des Lebens gesammelt mit demselben Resultate.
XIV.	Hund	Complete Durchschneidung zwischen 5—6. Halswirbel	kaum 24 Stunden	Fehling'sche Lösung und Polarimeter	Kein Zucker	Keine künstliche Respiration. Schwächliches Thier.

*

Nr. des Versuchs.	Versuchs-Thier.	Rückenmarks-Operation.	Lebensdauer nach der Operation.	Methode des Nachweises.	Beschaffenheit des Harns.	Bemerkungen.
XV.	Kaninchen	Hinterstränge durchschnitt. 6—7. Halswirbel	12—15 Stunden	Fehling'sche Lösung. Probe auf Zucker-Kali etc.	Kein Zucker	Kein Urin in die untergesetzte Schale geflossen. Erste Portion nach dem Tode untersucht.
XVI.	Kleiner Dachshund	Hinterstränge 5—6. Halswirbel	1 Woche	Fehling'sche Lösung, Polarimeter und auf Zucker-Kali	Kein Zucker nach 24 Stunden fand sich Eiweiss	Die 1. Portion wurde schon nach 6 St. aufgefangen; noch öfters untersucht während des Lebens. Keine Reaction auf Zucker. Genau dasselbe Experiment an einem anderen Hunde mit demselben Erfolge, dabei wurde die 1. Portion schon nach $4^1/_2$ St. gesammelt.
XVII.	Hund	Hinterstränge 4—5. Halswirbel, etwas von den Seitensträngen rechts	kaum 24 Stunden	Fehling'sche Lösung und Polarimeter	Kein Zucker	Der Harn wurde während des Lebens durch Auspressen gewonnen.
XVIII.	Ratte	Hinterstränge 3. Halswirbel	12 Tage	Fehling'sche Lösung, Polarimeter, Gährungs-Probe.	Kein Zucker; Spuren von Eiweiss (nach dem Tode)	Erste Portion nach circa 20 Stunden aufgefangen, häufigere Untersuchungen bis zum 4. Tage und dann nach dem Tode.
XIX.	Ratte	Hinter- und Seitenstränge 4—5 Halswirbel	10 Stunden	Fehling'sche Lösung und Polarimeter	Kein Zucker kein Eiweiss	Versuch bezüglich der Hinterstränge an 12 Thieren (im Ganzen) bestätigt.

Buchdruckerei von G. Otto in Darmstadt.

MIX
Papier | Fördert
gute Waldnutzung
FSC® C083411

Zeitfracht Medien GmbH
Ferdinand-Jühlke-Straße 7
99095 Erfurt, Deutschland
produktsicherheit@kolibri360.de